AKADEMIE DER WISSENSCHAFTEN UND DER LITERATUR

ABHANDLUNGEN DER

MATHEMATISCH-NATURWISSENSCHAFTLICHEN KLASSE

JAHRGANG 1985 · Nr. 2

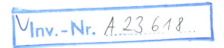
Grundlagen
ärztlicher Entscheidungsprozesse

von

PAUL SCHÖLMERICH

Mit 16 Abbildungen und 6 Tabellen

AKADEMIE DER WISSENSCHAFTEN UND DER LITERATUR · MAINZ

FRANZ STEINER VERLAG WIESBADEN GMBH · STUTTGART

Vorgetragen von Hrn. Schölmerich in der Plenarsitzung am 6. Juli 1984, zum Druck genehmigt am selben Tage, ausgegeben am 18. März 1985

CIP-Kurztitelaufnahme der Deutschen Bibliothek

Schölmerich, Paul:
Grundlagen ärztlicher Entscheidungsprozesse :
[vorgetragen in d. Plenarsitzung am 6. Juli 1984]
/ von Paul Schölmerich. Akad. d. Wiss. u.d.
Literatur Mainz. – Stuttgart : Steiner-Verlag-
Wiesbaden-GmbH, 1985.
  (Abhandlungen der Mathematisch-Naturwissen=
schaftlichen Klasse / Akad. d. Wiss. u.d.
Literatur ; Jg. 1985, Nr. 2)
ISBN 3-515-04461-2

NE: Akademie der Wissenschaften und der Literatur
⟨Mainz⟩ / Mathematisch-Naturwissenschaftliche
Klasse : Abhandlungen der Mathematisch-Natur=
wissenschaftlichen . . .

Grundlagen ärztlicher Entscheidungsprozesse

Reflexionen über die Grundlagen ärztlicher Entscheidungsfindung haben aus mehreren Gründen an Aktualität gewonnen. Ein immer noch wirksamer Anstoß, darüber nachzudenken, in welchem Umfang logische und nicht logisch begründbare Prozesse der Diagnosefindung zugrunde liegen, erfolgte durch die Entwicklung der elektronischen Datenverarbeitung. Sie schien in den sechziger Jahren erstmals eine weitgehend automatisierte Diagnostik und Entscheidungsstrategie als Hilfe oder gar als Ersatz der traditionellen Urteilsbildung im ärztlichen Handeln anzubieten (Ledley 1965, Koller 1966, Wagner 1966, Lusted 1968, Gross 1969). Es ist auch kein Zweifel, daß seit der Einführung des Computers in die Medizin zahlreiche Impulse in dieser Richtung wirksam geworden sind. Man kann aber nach nunmehr 25 Jahren vorerst sagen, daß die Akzeptanz dieser Methodik im unmittelbar ärztlichen Bereich, also in der Begegnung zwischen Arzt und Patient, bisher begrenzt geblieben ist. Computerverfahren werden in großem Umfang angewandt im Rahmen eines Krankenhausinformationssystems (Gall 1971), in der Patientenerfassung, in der Laboratoriumstechnik (Blois 1980, Renn und Eggstein 1984), in der Übermittlung von gespeicherten oder aktuell gewonnenen Daten (Bock und Mitarb. 1967, Lange und Mitarb. 1978), in Screeningverfahren bei Massenuntersuchungen (Pipberger 1965) und natürlich in der Erweiterung diagnostischer Möglichkeiten, etwa in der Computertomographie, die einen der größten Fortschritte für die Diagnostik in den letzten Jahrzehnten darstellt. Methoden der elektronischen Datenverarbeitung finden aber nach wie vor wenig Anwendung als unmittelbare Diagnosehilfe im Einzelfall.

Der zweite, vor allem in den letzten 20 Jahren wirksam gewordene Anstoß steht in einem engen Zusammenhang mit der Gesamtentwicklung der Medizin, insbesondere mit der Erweiterung des diagnostischen Spektrums durch die Einführung zahlreicher neuer Verfahren und mit der Entwicklung neuer, z. T. sehr viel wirksamerer therapeutischer Methoden (Frommhold 1983). Beide Bereiche der Medizin, die Diagnostik und die Therapie, sind durch Steigerung von Effektivität, z. T. auch von Effizienz, zugleich aber auch durch eine nicht unerhebliche Erhöhung des Risikos in der Anwendung der neuen Verfahren charakterisiert. Es ist also mehr als früher eine Abwägung von Nutzen und Schaden sowohl bei diagnostischen wie bei therapeutischen

Verfahren notwendig (Koslowski und Mitarb. 1983, v. Troschke und Schmidt 1983, Kleinsorge und Zöckler 1984).

Diese Problematik gipfelt in den belastenden Situationen auf den Intensivstationen, wo Alternativentscheidungen über Anwendung oder Unterlassung von Maximaltherapie bei vitalen Bedrohungen notwendig sind.

Entscheidungen vermögen sich in solcher Situation nicht immer, nicht einmal in der Mehrzahl, auf die klinisch faßbaren Elementardaten zu beziehen, die der behandelnde Arzt unmittelbar aufnehmen und verarbeiten kann. Sie setzen eine Wertung vielfacher Variabler voraus, aus deren Gewichtung und integraler Bewertung erst eine Entscheidung möglich wird.

In solche Entscheidungen werden auch elementare ethische Gesichtspunkte einbezogen, so daß sich auch unter diesem Aspekt die Frage nach den Grundlagen der Urteilsbildung in der Medizin stellt (Rössler 1977, Bock 1978, Gross und Mitarb. 1978, Schaefer 1983). Auch rechtliche Gesichts-

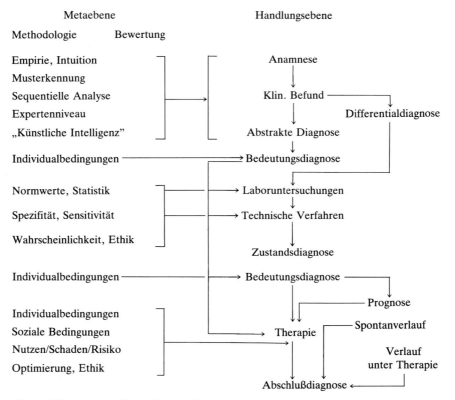

Abb. 1. Schematische Darstellung von Entscheidungsprozessen auf den verschiedenen Ebenen ärztlicher Handlungen

punkte sind dabei zu berücksichtigen (Brenner 1977, 1983). Die hier vorge-
nommene Darstellung bedarf einiger Vorbemerkungen, die sich auf den
Akzent der Ausführungen, die Begrenzung der Thematik und die Zielset-
zung beziehen.

Der Übersicht über die Grundlagen ärztlicher Entscheidungsprozesse liegt
die Situation des Arztes, der in Diagnostik und Therapie Entscheidungen zu
treffen veranlaßt ist, zugrunde. Dabei werden in verschiedenen Problembe-
reichen Fragen der Metaebene angesprochen, ohne daß aber eine mathematische Fundierung oder logistische Ableitungen entwickelt werden können.
Es sei jedoch darauf hingewiesen, daß eine lebhafte Diskussion über diese
Problematik zustande gekommen ist (Koller 1967, Sadegh-Zadeh 1972,
1974, Gross 1975, 1982, 1983).

Philosophische Aspekte der Medizin sind nicht nur unter dem Gesichtspunkt des JONAS'schen (1983) Verantwortungsethik ein aktuelles Thema.
Die Metamedizin erhebt auch den Anspruch, einen wissenschaftstheoreti-
schen Beitrag zur Medizin zu leisten, die in ihrem praktischen Handeln eine
Fertigkeit, wenn man optimistisch ist, eine Kunst genannt wird, für deren
Ausübung die Wissenschaft, im wesentlichen die Naturwissenschaft, eine
unerläßliche, aber keine hinreichende Voraussetzung darstellt (Neuhaus
1980, Gross 1983, Hartmann 1983, Stachowiak 1983) (Abb. 1).

Diagnostik

Entscheidungsprozesse in der praktischen Medizin erfolgen in der Mehrzahl aller Interaktionen zwischen Arzt und Patient ohne Inanspruchnahme
komplizierter rationaler Strategien (Hartmann 1983). Die Sachverhalte sind
in etwa 70% aller Inanspruchnahmen des Arztes einfach strukturiert und
daher leicht übersehbar, so daß Anamnese und Befunderhebung, häufig
sogar allein das vorgebrachte Beschwerdebild des Patienten und die unmittelbare ärztliche Empirie einen diagnostischen Zugang ermöglichen, der aus-
reicht, eine adäquate Therapie zu begründen (Anschütz 1982, Gross 1982).
Der zuletzt genannte Gesichtspunkt ist zugleich eine Aussage über den Stellenwert der Diagnose, die im praktischen Handeln nur bis zu dem Punkt
vorangetrieben werden soll, der sinnvolle und adäquate therapeutische Konsequenzen ermöglicht. Anschütz (1982) hat den vielfach konditionierten Prozeß der indikatorischen Entscheidung schematisch dargestellt (Abb. 2). Hier
besteht eine deutliche Unterscheidung zu wissenschaftlichen Ambitionen,
bei denen diagnostische Verfahren häufig weit über diesen Bereich hinaus-
reichen (Schölmerich 1983).

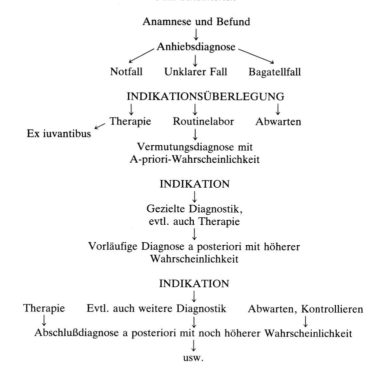

Anamnese und Befund
↓
Anhiebsdiagnose
↙   ↓   ↘
Notfall   Unklarer Fall   Bagatellfall

INDIKATIONSÜBERLEGUNG
↓   ↓   ↓
Therapie   Routinelabor   Abwarten
Ex iuvantibus ↙
↓
Vermutungsdiagnose mit
A-priori-Wahrscheinlichkeit

INDIKATION
↓
Gezielte Diagnostik,
evtl. auch Therapie
↓
Vorläufige Diagnose a posteriori mit höherer
Wahrscheinlichkeit

INDIKATION
↓
Therapie   Evtl. auch weitere Diagnostik   Abwarten, Kontrollieren
↓   ↓   ↓
Abschlußdiagnose a posteriori mit noch höherer Wahrscheinlichkeit
↓
usw.

Die Indikationsüberlegung beinhaltet bei jedem Schritt:
1. Persönlichkeit des Kranken
2. Handlungsziel: Retten? Heilen? Erhalten? Leidensminderung?
3. Befund (Diagnose)
4. Prognose
5. Bewertung der diagnostischen Methode
6. Bewertung der therapeutischen Methode
7. Subjektive und objektive Belastung des Patienten

Abb. 2. Indikationen im ärztlichen Entscheidungsprozeß (Anschütz 1982)

In etwa 30% aller Fälle liegt aber ein Zustandsbild größerer Komplexität vor, so daß zusätzliche Informationen, häufig laboratoriumstechnischer Art, oder – in ganz wenigen Fällen – aufwendigere Untersuchungsverfahren zur Erfassung von Biosignalen oder morphologische bzw. funktionelle Analysen von Organen notwendig sind (Abb. 3). Dieses Verfahren hat in der Regel nicht die Funktion einer Festlegung nach dem Muster WAHR oder FALSCH, sondern führt zu einer Aussage von probabilistischem Charakter, läßt sich also im Ergebnis in Form von Diagnosen mit abgestufter Wahrscheinlichkeit definieren (Gross 1969, Jesdinsky 1972, Büttner 1982, Gross 1982).

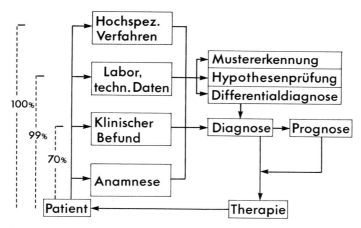

Abb. 3. Übersicht über Voraussetzungen zu diagnostischen, prognostischen und therapeutischen Entscheidungen

An einem einfachen Beispiel soll die Problematik deutlich gemacht und mit der Schilderung eines diagnostischen Problems unter Einschluß der Konsequenzen auch die Begriffswelt veranschaulicht werden, in der sich – häufig unbewußt – das ärztliche Handeln bewegt.

Auf dem hier projizierten Röntgenbild (Abb. 4), ist eine umschriebene Verschattung der Lunge erkennbar. Die ärztliche Aufgabe besteht darin, eine Aussage über die Natur dieser Verschattung zu machen, also eine Diagnose zu stellen, die nach Möglichkeit Ätiologie und Pathogenese dieser Verschattung einschließt. Der Patient erwartet dann selbstverständlich eine Abschätzung der Prognose, d. h. eine Voraussage über die mögliche Weiterentwicklung des Befundes. Aus Diagnose und Prognose ergibt sich im Normalfall eine begründbare therapeutische Konsequenz.

Empirische Daten belegen, daß das Infiltrat mit einer unterschiedlich hohen Wahrscheinlichkeit ein Lungeninfarkt aufgrund einer Lungenembolie sein kann, ein Bronchialkarzinom, eine Bronchopneumonie auf bakterieller oder viraler Grundlage, eine Tuberkulose, eine Pilzerkrankung umschriebener Art oder Ausdruck einer Strahlenschädigung. Diese Auflistung könnte durch 30–40 weitere Möglichkeiten ergänzt werden. Schon die letztgenannten Diagnosen haben aber eine relativ geringe Primärwahrscheinlichkeit. Der Statistik läßt sich entnehmen, daß die Wahrscheinlichkeit, es liege ein Lungeninfarkt vor, etwa 50% beträgt, daß für ein Bronchialkarzinom eine Wahrscheinlichkeit von etwa 40% angenommen werden kann. Diese Angaben beziehen sich auf eine Population in einem bestimmten Lebensabschnitt, z. B. zwischen 40 und 60 Jahren, auf eine bestimmte Region und unterliegen

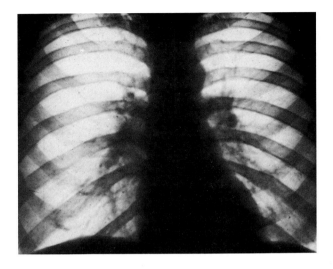

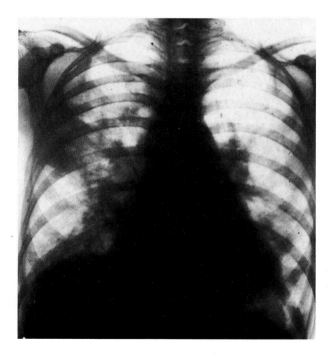

Abb. 4. Röntgenbild der Thoraxorgane, oben: normaler Befund, unten: Infiltrat im rechten Mittelfeld.

weiteren statistischen Bedingungen, auf die hier nicht eingegangen werden soll. Da die therapeutischen Strategien bei beiden Erkrankungen höchst unterschiedlich sind, bedarf die formale Feststellung „Infiltrat der Lunge" einer weiteren Klärung. Es werden hierzu zusätzliche Parameter herangezogen, anamnestische Angaben, etwa die Frage nach Nikotinabusus, der ein Bronchialkarzinom möglich macht, oder nach dem Vorhandensein von Beinvenenthrombosen, die eine Lungenembolie erklären könnten. Die Wertung dieser Zusatzinformationen beruht wiederum auf statistischen Primärwahrscheinlichkeiten der den anamnestischen Daten zugeordneten Folgewirkungen, z. B. der prozentualen Häufigkeit eines Bronchialkarzinoms bei Rauchern oder der Häufigkeit der Lungenembolie bei Varizenträgern. Sie vermögen die Gesamtwahrscheinlichkeit für die eine oder andere Diagnose zu modifizieren, aber häufig nicht eine diagnostische Festlegung zu begründen, die eine adäquate Therapie möglich macht. In dieser Phase muß überlegt werden, ob ohne weitere Differenzierung, etwa in der Annahme eines Bronchialkarzinoms oder in der Festlegung auf eine Lungenembolie eine Therapie schon begonnen werden soll, während die diagnostische Klärung weitergeführt wird. Diese Frage kann nicht beantwortet werden, ohne Berücksichtigung von Nutzen und Schaden einer solchen Therapie in der akuten Situation. Eine operative Prozedur, in der Annahme, es läge ein Bronchialkarzinom vor, ist ein risikobehafteter Eingriff von irreparablem Charakter. Eine gerinnungshemmende Behandlung, in der Annahme der Lungenembolie, bedeutet das Risiko einer gesteigerten Blutungsbereitschaft. Man wird also beide Verfahren nicht ohne weitere Abklärung als therapeutische Strategie vertreten können. Andererseits steht aber die Klärung, welche Grundkrankheit vorliegt, unter einem erheblichen Zeitdruck. Eine stattgehabte Lungenembolie aus einer Beinvenenthrombose macht nachfolgende Embolien wahrscheinlich, so daß eine wirksame Therapie rasch erfolgen muß, während bei einem Lungenkarzinom aufgrund des langsamen Wachstums eine übermäßige diagnostische Dringlichkeit nicht begründet werden kann, sofern man von der Krankheit, nicht von der Sorge des Kranken ausgeht. Die nächsten diagnostischen Schritte wären also endoskopische Verfahren mit bioptischer histologischer Prüfung des Bronchialsystems im Hinblick auf die Möglichkeit eines Bronchialkarzinoms. Bei der Lungenembolie müßten invasive Verfahren mit angiographischer Darstellung der Lungengefäße oder Radioisotopenverfahren angewandt werden. Beide Methoden haben ein bestimmtes Risiko und sind mit subjektiver Belästigung verbunden, die an die Indikation besondere Anforderungen stellt. Das Problem kann hier nicht bis zu einer diagnostischen Entscheidung geführt werden, es sollen an diesem Beispiel vielmehr nur Begriffe genannt werden, die für das Thema von Bedeutung sind. Es ist von Anamnese, von Diagnose die Rede, von Wahrscheinlichkeiten, von Prognose, von Therapie, von Nutzen- und Schadenserwägungen, von alternativen Strategien diagnostischer und therapeutischer Methoden.

Der diagnostische Prozeß

Wenden wir uns einer etwas systematischeren Betrachtung der Probleme zu, so sind zunächst diagnostische Strategien zu erörtern. Es stellt sich also die Frage, wie ein behandelnder Arzt zu einer Diagnose gelangt und welche Hilfe bestimmte diagnostische Verfahren dabei liefern können.

In den einleitenden Bemerkungen ist schon davon die Rede gewesen, daß in der Mehrzahl aller Fälle Anamnese und klinischer Befund eine Diagnose ermöglichen. Hierbei erfaßt der Arzt in einem von der Symptomatologie her verhältnismäßig einfachen Bezugssystem aufgrund der von ihm selbst erfahrenen oder aus der Literatur bekannten Kasuistik eine nosologische Entität, eine Krankheitsgestalt. Dabei läßt sich die formale Diagnose, z. B. katarrhalischer Infekt, die man auch als Zustandsdiagnose bezeichnen kann, von einer Bedeutungsdiagnose unterscheiden, die auf einer Wertung der gestellten Zustandsdiagnose angesichts des konkreten Patienten beruht. Dessen individuelle Besonderheiten, sein soziales Umfeld transformieren den krankhaften Zustand jeweils in ein individuelles Erleben und unterwerfen die Krankheit damit starken interindividuellen Variationen (Schölmerich 1983).

Bei komplexeren Krankheitsbildern ist auch der diagnostische Prozeß komplizierter. Es gibt dabei mehrere Wege, zu einer Diagnose mit der schon genannten abgestuften Wahrscheinlichkeit zu kommen. *Eine* Lösung der diagnostischen Aufgabe ist der intuitive Zugang. Es handelt sich dabei um einen Vorgang, bei dem aufgrund von gespeicherten Erfahrungen, aber auch ohne daß alle rationalen Schritte des diagnostischen Prozesses durchlaufen werden, sozusagen unter Überspringen von Entscheidungsknoten, die Diagnose gestellt, oder besser, erlebt werden kann (Gross 1965, Schaefer 1976, Gross 1980). Der Begriff der Intuition wird in diesem Zusammenhang allerdings nicht von allen Autoren in gleicher Weise definiert. Einige betonen die besondere schöpferische Qualität des intuitiven Prozesses im Hinblick auf die Zusammenhänge, die bisher nicht gesehen wurden. In der ärztlichen Diagnostik ist allerdings Empirie Voraussetzung auch intuitiver Diagnostik, die dann einer rationalen Kontrolle bedarf.

Der zweite Weg zu einer diagnostischen Festlegung ist eine systematisch angelegte Mustererkennung. Darunter versteht man die Sammlung von Daten, Fakten, Parametern, die insgesamt ein Mosaik von Symptomen erge-

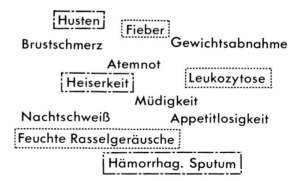

Abb. 5. Beispiel für Mustererkennung: die durch Umrandung mit –·– gekennzeichneten Symptome machen die Diagnose Bronchialkarzinom wahrscheinlich, die durch ··· gekennzeichneten eine Pneumonie

ben, dessen Vergleich mit gespeicherten Krankheitsmustern bei weitgehender oder völliger Identität eine Diagnose erlaubt. Dieses Verfahren findet seine Entsprechung in einer bei der elektronischen Datenverarbeitung verwandten Mustererkennung (pattern recognition) (Pipberger 1965, Gross 1969) (Abb. 5).

Der dritte Zugang zur Diagnostik, der heute ein hohes Maß an Aktualität besitzt, ist die schrittweise Prüfung von Hypothesen in Form von Entscheidungsbäumen, bei denen an jedem Entscheidungsknoten eine Frage durch

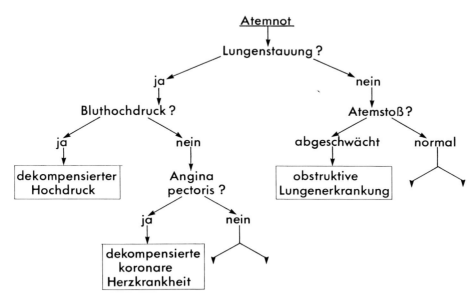

Abb. 6. Muster eines Entscheidungsbaumes in Form einer sequentiellen Analyse bei Vorliegen von Atemnot

Zusatzinformationen aus Anamnese, Befund, technischen Parametern beantwortet oder eine Hypothese auf diese Weise verifiziert oder falsifiziert werden kann. Diese Form der formalisierten Entscheidungsfindung läßt sich durch eine Automatisierung, zumindest bei vielen Krankheitsformen, die durch mehr oder weniger eindeutige Symptome oder Symptomkonstellationen gekennzeichnet sind, imitieren, wobei auch hier die Frage der Bedeutungsdiagnose sich in der Regel einer computermäßigen Erfassung entzieht (Reichertz 1982, Gottinger 1984) (Abb. 6).

Dieses Verfahren ist das bei komplexen Krankheitsbildern am häufigsten angewandte. Es erlaubt auch eine Optimierung, d. h. eine Nutzen-Schadensabwägung der diagnostischen Schritte, wobei der Nutzen als Beitrag der speziellen Methode zur Erhöhung des Wahrscheinlichkeitsgrades der Diagnose angesehen wird. Man kann aber das gleiche Prinzip zur Erfassung von Schadensgröße, also von Kosten oder von Belastung des Patienten durch Angst, Schmerz, Komplikationsrisiko usw. anwenden.

Alle genannten Verfahren, insbesondere die Mustererkennung und die sequentielle Analyse sind in ihrer Effektivität, in ihrer diagnostischen Leistungsfähigkeit von der Validität der diagnostischen Parameter abhängig.

Tabelle 1. Sensitivität und Spezifität von Symptomen und gewöhnlichen Labortests bei Patienten mit Lungenembolie (Griner et al., 1981)

	Sensitivität [%]	Spezifität [%]
Symptome		
Dyspnoe	70–88	< 50
Pleuraschmerz	42–72	50–70
Hämoptoe	14–34	50–70
Husten	42–54	50–70
Prädisponierende Faktoren	94	50–70
Zeichen		
Phlebitis	30–33	50–70
Tachykardie	28–53	50–70
Fieber (> 38°)	43–50	50–70
Tachypnoe	37–92	50–70
Zyanose	< 20	50–70
Laborwerte		
90 mm Hg arterieller pO_2	95	< 50
80 mm Hg	90	< 50
Abnormales EKG	87	< 50
Abnormaler Röntgenthorax	20–50	< 50

Meßgrößen für diese Validität sind die Sensitivität, d. h. die diagnostische Empfindlichkeit oder die Sicherheit, mit der Kranke erkannt werden und die Spezifität, d. h. die Sicherheit, mit der Nichtkranke ausgeschlossen werden (Lange und Mitarb. 1980, 1982, Hartmann 1980) (Tab. 1).

Die Sensitivität ist definiert durch die Anzahl der richtig positiven Ergebnisse im Verhältnis zu der Anzahl der Kranken. Die Spezifität läßt sich definieren als das Verhältnis der richtig negativen Ergebnisse zur Anzahl der Nichtkranken. Durch Verschiebung der Trennlinie zwischen zwei sich teilweise überlappenden Populationen lassen sich Spezifität und Sensitivität verändern (Büttner 1982). Unterschiedliche Fragestellungen machen die Anwendung von diagnostischen Tests zweckmäßig, bei denen z. B. im Rahmen von Screening-Untersuchungen die Sensitivität größer ist, während bei indikatorischen Entscheidungen größerer Tragweite die Spezifität möglichst hoch sein soll (Michaelis 1980, Anschütz 1982) (Abb. 7).

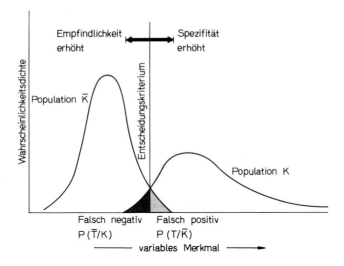

Abb. 7. Falsch positive und falsch negative Befunde in Abhängigkeit vom Entscheidungs-Kriterium (Büttner 1980)

Prognostische Entscheidungen

Die Festlegung einer Diagnose legt die Frage nach dem weiteren Verlauf der Krankheit nahe, sie impliziert prognostische Erwägungen. Dabei sind Spontanverlauf und mögliche Beeinflussung durch therapeutische Maßnahmen zu erwägen (Hartmann 1981).

Solche prognostischen Überlegungen sind schon in der frühen Phase der Medizin belegt. Sie orientierten sich ursprünglich eher an krankheitsunabhängigen Zeichen, wie der Deutung des Vogelfluges oder der am Rauch des Feuers abgelesenen Windrichtung, an anderen meteorologischen Besonderheiten oder dem Stand der Gestirne.

Später, z. T. schon in der hippokratischen Medizin, war die Prognose auf konkret wahrgenommene oder systematisch erfaßte Krankheitszeichen bezogen. Die Facies hippocratica, das eingefallene Gesicht des fiebernden Schwerkranken, die Succussio Hippokratis, jener hörbare Nachweis von Flüssigkeit und Luft im Rippenfell bei einer Pleuritis waren empirische Symptome von ominöser prognostischer Bedeutung. Das Bezugssystem von Krankheitsbezeichnungen war allerdings damals sehr elementar. Es gab im wesentlichen eine Differenzierung von akuten und chronischen, von epidemischen und endemischen, von fieberhaften und nicht fieberhaften Krankheiten, wobei häufig ein Organbezug vermißt wurde. Später wurde die empirische Basis erweitert und im 18. Jahrhundert in der Semiotik ein umfassendes nosologisches Gebäude errichtet, das zur modernen Diagnostik überleitete. Die Prognose war nun an eine spezielle Diagnose gebunden, die mit zunehmender Differenzierung auch genauere prognostische Aussagen möglich machte (Hartmann 1981, Schölmerich 1983).

Die enge Beziehung zwischen Diagnose und Prognose, die durch Fortschritte der Diagnostik nicht prinzipiell verändert wurde, ließ das spezielle Interesse an prognostischen Aussagen in der ersten Hälfte dieses Jahrhunderts deutlich geringer werden. Erst in den letzten 20 Jahren hat die Prognose wieder einen höheren Stellenwert im Handlungsgefüge der Medizin erfahren, der umso größer geworden ist, als die aus Diagnose und Prognose abgeleiteten Entscheidungen zu einer aktiven Therapie mit höherer Wirksamkeit therapeutischer Verfahren meist auch eine größere Aggressivität, ein ausgeprägteres Potential an unerwünschten Wirkungen erzeugt haben. Ivan Illich 1975 hat darauf seine fundamentale Kritik an der Medizin in der Gegenwart begründet. Sie gipfelt in der These, daß es keine größere Gefahr für die Menschheit gäbe als die gegenwärtige Medizin.

Zahlreiche Parameter sind in den letzten Jahren unter dem Gesichtspunkt ihrer Wertigkeit als Prädiktoren prognostischer Art systematisch untersucht worden, wobei sie wie im diagnostischen Prozeß im Hinblick auf ihre Spezifität und Sensitivität bewertet werden müssen.

Sie spielen eine wesentliche Rolle in der Indikationsentscheidung zu operativer oder konservativer Therapie, wobei Risikoprofile und Risikoklassifizierungen unter Gewichtung präoperativ erfaßter Symptome erstellt und der Entscheidung zugrunde gelegt werden (Schölmerich 1984) (Tab. 2). Am

Tabelle 2a. Punktwerte von Risikofaktoren (Goldman u. Mitarb. 1977)

Risikofaktoren	Punktwerte
1. Alter > 70	5
2. Herzinfarkt < 6 Monate	10
3. Vorhofton oder Einflußstauung	11
4. Aortenklappenstenose	3
5. Präoperativ kein Sinusrhythmus	7
6. $\geqq$ 5 ventrikuläre Extrasystolen/min, präoperativ oder anamnestisch	7
7. $PO_2 < 50$ oder $PCO_2 > 50$ mm Hg (6.7 kPa), K < 3,0 oder $HCO_3 < 20$ mval/l, BUN > 50 oder Kreatinin > 3,0 mg%, erhöhte GOT, Leberkrankheiten oder Bettlägerigkeit	3
8. großer Eingriff	3
9. Notoperation	4

Tabelle 2b. Kardiale Komplikationen und Letalität in Abhängigkeit von der Summierung der Punktwerte von Tabelle 2a (Goldman u. Mitarb.)

Risikogruppe	Punkte	komplikations- frei %	kardiale Komplikationen %	letal %
I	0– 5	99	0,7	0,2
II	6–12	93	5	2
III	13–25	86	11	2
IV	$\geqq 26$	22	22	56

häufigsten sind Funktionsparameter des Kreislaufs oder der Atemfunktion als Kriterien benutzt worden. Hierbei lassen sich nicht selten klassische Entscheidungsbäume in Form von Flußdiagrammen festlegen, an deren Entscheidungsknoten bestimmte Toleranzgrenzen die weiteren indikatorischen Entscheidungen festlegen (Abb. 8). Am weitesten entwickelt und weitgehend quantifizierbar ist dabei die Wertung der Lungenfunktion. Das dargestellte Beispiel einer quantitativen Meßwerterfassung belegt eindrucksvoll die Überlegenheit gegenüber einer klinischen Wertung. Ähnliche Flußdiagramme sind auch zur Entscheidung konservativer oder operativer Verfahren bei anderen Erkrankungen entwickelt, wobei aber nicht selten ein gemischtes Bewertungssystem quantitativer Laborwerte und qualitativer kli-

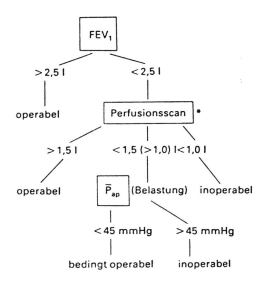

Abb. 8. Flußschema zur Identifizierung von Risikopatienten durch rechnerische Abschätzung des postoperativen Atemstoßes (FEV_1) aus präoperativ gemessenem Atemstoß und Perfusionsszintigramm der Lunge sowie Pulmonalarteriendruckmessung (PAP) unter leichter körperlicher Belastung (60–80 Watt am Fahrradergometer) (Konietzko u. Mitarb. 1984)

nischer Größen verwandt wird (Jahrmärker 1981) (Tab. 3, Abb. 9). Ein solcher Entscheidungsbaum führt deshalb zu stärker risikobelasteter Festlegung, also einer Entscheidung unter größerer Unsicherheit bzw. höherem Risiko (Shubin und Mitarb. 1978).

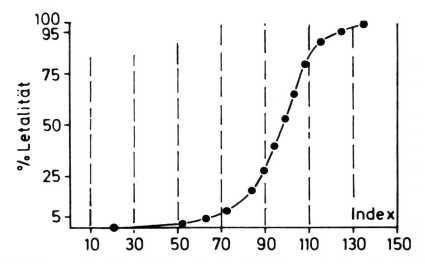

Abb. 9. Prognostischer Index bei Verwendung der in Tab. 3 genannten Parameter (Jahrmärker, H., et al., 1981)

Tabelle 3. Auswertbogen zur Ermittlung des prognostischen Index bei akutem Myokardinfarkt. Um eine einfache Handhabung zu ermöglichen, ist neben den einzelnen Parameterklassen die Bewertungszahl angegeben, die sich aus der Gewichtung des Parameters und seiner Ausprägung ergibt. Die Summe der zutreffenden Bewertungszahlen ergibt den prognostischen Index (Gallitz et al., 1975)

		Bewertung	
Lebensalter	< 50	7.9	
	51 60	11.9	
	61 70	17.5	
	71 80	26.2	
	> 80	38.9	–
Lungenstauung	Grad 0	0	
	Grad 1	13.2	
	Grad 2	39.7	–
Leukozytose	< 6000	6.5	
	6100– 9000	9.7	
	9100–12000	14.2	
	12100–15000	21.3	
	> 15000	31.7	–
Kreislaufzentralisation	0	0	
	+	29.9	–
Blutdruck systolisch	< 60	16.1	
	61 80	10.8	
	81 100	7.2	
	101 120	4.9	
	> 120	3.3	–
Infarktlokalisation	intramural	3.5	
	transmural Hinterwand	7.0	
	transmural Vorderwand	10.5	–
Hypertonus in der Anamnese	0	0	
(Blutdruck > 160/100)	+	9.1	
	Indexzahl (Summe)		

Letalität in %
Index < 60: bis 4%; 60–90: bis 25%; 90–120: bis 90%

An dieser Stelle ist ein Hinweis auf die ethische Problematik solcher Entscheidungen angezeigt. Die Determinanten umfassen neben den somatischen Parametern häufig auch psychosoziale Faktoren und vor allem Fragen nach der Bedeutung eines vorgesehenen Therapieverfahrens für den konkreten

Paul Schölmerich

Patienten in seiner Besonderheit. Solche Fragen stellen sich vor allem in der Tumortherapie und bei älteren Patienten, deren soziale Kommunikationsfähigkeit stärker eingeschränkt ist. Es gilt hierbei als ethische Maxime, daß nicht alles technisch Machbare auch als menschlich sinnvoll angesehen werden kann. Hierbei gibt das Risikoprofil oder der Entscheidungsbaum oft nur einen Zugang zum somatischen Bereich, nicht aber zur personalen Problematik, die sich im übrigen auch einer Computerbewertung entzieht (Kremer und Kremer 1983, Koslowski und Mitarb. 1983, Farthmann 1981).

Neben indikatorischen Problemen der operativen Therapie und der Indikationsentscheidung zu aggressiven Verfahren der Tumorbehandlung hat vor allem die Entwicklung der Intensivmedizin die prognostischen Probleme stark in den Vordergrund gerückt. In der Mehrzahl aller Fälle handelt es sich dabei um Überlegungen zur Kurzzeitprognose, aus denen Anwendung oder Nichtanwendung von meist technisch bestimmten Methoden wie Schrittmacherapplikation, Überdruckbeatmung, Dialyse, Haemoperfusion abgeleitet werden können (Schuster und Mitarb. 1976, Schaefer 1984). Im Vordergrund der Entscheidungsgrundlagen steht dabei die Trenderfassung, die Überlegung, welchen Verlauf die Krankheit mit Wahrscheinlichkeit nehmen wird. Solche Erwägungen sind deshalb von besonderer Bedeutung, weil die angewandten Verfahren ihrerseits ein nicht zu vernachlässigendes Risiko der Anwendung besitzen (Schuster und Mitarb. 1976, Schölmerich und Mitarb. 1978, Schaefer 1984).

In der Intensivmedizin sind unter dem Gesichtspunkt der prognostischen Wertigkeit zahlreiche physikalische Parameter getestet worden, in der Mehrzahl unter Verwendung von großen Datensammlungen, deren Bewertung mit Hilfe elektronischer Datenverarbeitung zu einer Reduktion auf Gruppen von Parametern und zu einer Gewichtung von Einzelgrößen geführt hat (Sheppard 1982). Die Mehrzahl dieser Paramter ist organbezogen. So wird man aus Blutgasbestimmungen ein drohendes Versagen der respiratorischen

Tabelle 4. Korrelation zwischen klinischen und haemodynamischen Befunden beim Herzinfarkt unter prognostischen Aspekten (Effert u. Mitarb. 1978)

Klinik	Herzindex l/min · m^2	PAEDP → mmHg (kPa)	Mortalität %
Normale Hämodynamik	2,2–3,2	6–17 (0,80–2,27)	1–3
Isolierte Lungenstauung	2,2–2,7	18–28 (2,40–3,73)	9–11
Isolierte Minderperfusion	1,5–2,2	6–16 (0,80–2,13)	18–23
Stauung und Minderperfusion	1,0–2,2	18–35 (2,40–4,67)	40–60

Funktionen, aus Enzymwerten ein mögliches Leberversagen und aus haemo-staseologischen Abweichungen kritische Entwicklungen einer Sepsis erfassen können.

Es liegt nahe, durch Verwendung mehrerer Parameter die Genauigkeit der prognostischen Aussage zu erhöhen. Unter diesem Aspekt sind vielfach Kombinationen von klinischen Daten, physikalischen Meßgrößen und Laborparametern zur Bildung von prognostischen Indices verwandt worden (Beneken und Lavelle 1983). Die größten Erfahrungen liegen in der Kardiologie vor, wo die Erfassung des arteriellen Drucks, der Herzauswurfleistung und des Füllungsdruckes sowie der arterio-venösen Sauerstoffdifferenz die Überlebenswahrscheinlichkeit in einer frühen Phase abzuschätzen gestattet (Tab. 4). Solche prognostischen Indices haben in erster Linie die Bedeutung, Trenderfassungen vorzunehmen und möglichst frühzeitig adäquate therapeutische Maßnahmen vorzusehen (Endresen und Hill 1977). Ihre Anwendung vermag natürlich besondere Komplikationen im Einzelfall nicht vorauszusagen. Ebenso muß der Einfluß der laufenden Therapie berücksichtigt werden. Eine frühe therapeutische Konsequenz bei drohendem Versagen der Atemfunktion ist die Anwendung der Respiratortherapie, eine entsprechende Maßnahme bei drohendem Kreislaufversagen aus kardiogener Ursache die Anwendung von apparativen Assistsystemen der Kreislaufhilfe. Große Bedeutung haben auch Trenderfassungen bei Vergiftungen etwa aus suizidaler Ursache, bei denen aus einigen Laborparametern prognostische Aussagen erschlossen werden können, die eine aggressive Therapie erforderlich machen.

Prognostische Aussagen sind empirisch begründete Voraussagen, deren Eintritt in der vielfachen Konditionierung nicht kausal-analytisch, wie bei vielen Naturgesetzen, definiert werden kann. Es handelt sich also um empirisch-statistische Aussagen über Krankheitsentwicklung, Verschlechterung oder Besserung des Leidens, Tod oder Überleben. Die Übertragung statistischer Aussagen auf den Einzelfall relativiert dabei die Aussagen.

Unter Verwendung von rechnergestützter Auswertung haben sich Schlüsselparameter für bestimmte Funktionseinschränkungen definieren lassen, im Bereich des Kreislaufs z. B. solche, die sich auf Flußgrößen, Sauerstofftransport, Gewebedurchblutung und Blutvolumen beziehen. Die Bewertung ließ einen prognostischen Index berechnen, der für die Extremwerte eine 90%ige Wahrscheinlichkeit des Überlebens einer 10%igen Überlebenswahrscheinlichkeit gegenüberstellte (Epple und Mitarb. 1981, 1983).

Eine solche Programmierung kann bis zu therapeutischen Empfehlungen optimiert werden. Allerdings beschränkt sich die Anwendung bisher auf wenige einfach strukturierte therapiebedürftige Situationen.

Paul Schölmerich

Optimierung therapeutischer Verfahren

Diagnose als vielfach konditionierter Erkenntnisprozeß und Prognose als eine empirisch-statistisch begründete Größe sind die Grundlage für die Indikation zu therapeutischem Handeln, das auch im Unterlassen als ein aktiver Vorgang angesehen werden kann. Allerdings erweist sich das Bedingungsgefüge des therapeutischen Entscheidungsprozesses als komplizierter insofern, als hierbei, mehr noch als bei diagnostischen Maßnahmen, Fragen des Nutzens und Schadens, des Risikos und der Komplikationsmöglichkeiten eingehen (Gross 1976, Deutsch und Mitarb. 1983, Schölmerich 1983). Dabei ist Nutzen in einem umfassenden Sinn definiert, nicht nur als Wiedergewinn von Arbeitsfähigkeit, Verkürzung der Krankheitsdauer, berechenbar in monetären Größen des Bruttosozialproduktes, sondern auch unter Berücksichtigung der Gesamtheit der Lebensbedingungen eines Patienten, seiner Fähigkeit, ein selbstbestimmtes Leben zu führen und soziale Kommunikationen wahrzunehmen. Schaden läßt sich als komplementäres Defizit dieser Größen ansehen. Eine Risikobewertung bedeutet die Abschätzung von zu erwartendem Erfolg oder zu befürchteten Negativerscheinungen. Der Risikobegriff wird dabei unter den Bedingungen des therapeutischen Vorgangs in der Medizin besonders weit ausgelegt. Er bezieht sich nicht nur auf eine dem therapeutischen Verfahren eigene Komplikationsrate, etwa Wirkungen unerwünschter Art, die bis zu akuter vitaler Bedrohung reichen können, sondern umfaßt auch die Größe, die in der Volkswirtschaft durch den Begriff opportunistische Kosten bezeichnet wird. Es handelt sich dabei um eine Schätzung der Folgewirkungen einer nicht indizierten Behandlung, die zugleich die Unterlassung einer richtigen Therapie darstellt (Tab. 5). In diesem Bereich gibt es allerdings eine weite Überlappung von nicht ganz fal-

Tabelle 5 a. Parameter des therapeutischen Nutzens

1. Nutzen der durchgeführten Therapie (u_1);
2. Nutzen der unterlassenen Therapie (u_0);
3. Schaden der durchgeführten Therapie (s_1);
4. Schaden der unterlassenen Therapie (s_0).

Tabelle 5 b. Formelmäßige Darstellung der Nutzenfunktion (Gross 1981)

$$U = \frac{u_1 \cdot s_0}{s_1 \cdot u_0}$$

scher und auch nicht ganz richtiger Therapie, so daß eine Abschätzung der Nutzen-Schadenssituation komplizierter ist, als in meist besser übersehbaren Nutzen-Schaden-Alternativen volkswirtschaftlicher Allokationsentscheidungen (Gross 1981, Schölmerich 1983, 1984).

Eine weitere entscheidungstheoretisch bemerkenswerte Besonderheit ergibt sich unter dem Entscheidungszwang zum therapeutischen Handeln bei noch ungeklärter Diagnose, der durch die Dringlichkeit der klinischen Situation gegeben sein kann. Diese Konstellation ist in einer Vielzahl der Fälle auf Intensivstationen gegeben, wo häufig das Symptom vitaler Bedrohung so im Vordergrund steht, daß eine diagnostische Klärung vor Beginn der Therapie nicht abgewartet werden kann. Das Symptom mit der stärksten vitalen Bedrohung ist dabei das primär behandlungsbedürftige (Schölmerich 1982). Erst bei Stabilisierung des Zustandsbildes kann die Diagnose systematisch erforscht werden.

Aus dieser Situation ergeben sich die meisten in der Öffentlichkeit diskutierten Mißverständnisse und Fehldeutungen intensivmedizinischen Handelns. Trotz aller Fortschritte in der Validierung prognostischer Parameter gelingt es im Einzelfall häufig nicht, eine Prognose zu stellen, die als Grundlage der Entscheidung zur Maximaltherapie oder Unterlassung einer Maximaltherapie dienen kann. Wenn unter 100 Patienten mit kardiogenem Schock bei einem Herzinfarkt 20 überleben, in der akuten Situation aber nicht übersehbar ist, wer zu den 20 Überlebenden gehören wird, so besteht keine andere Möglichkeit, als alle mit einer Maximaltherapie zu behandeln, wenn auch dieser Einsatz in 80% vergeblich sein wird. Aus der Gruppe dieser vergeblich Behandelten resultieren dann jene Fälle, die in der Öffentlichkeit als künstliche Verlängerung des Sterbens, sinnloser Einsatz maschineller Methoden, ungehemmter Einsatz des technisch Machbaren statt des menschlich Sinnvollen apostrophiert werden.

Es gibt Situationen, in denen bei ungeklärter Diagnose nicht die Erkrankung, der die höchste Wahrscheinlichkeit zugemessen wird, primär behandelt werden muß, sondern eine Krankheit mit einer geringeren Wahrscheinlichkeit. Eine solche Entscheidung geht von der Annahme aus, daß die Krankheit mit der höchsten Wahrscheinlichkeit eine gute Spontanprognose hat oder daß für sie keine wirksame Therapie bekannt ist, während die Krankheit mit der geringeren Wahrscheinlichkeit unbehandelt eine schlechte Prognose, also Weiterentwicklung hat, zugleich aber einer wirksamen Behandlung zugänglich ist. Ein Beispiel dafür ist die ätiologisch ungeklärte Situation bei einer Hirnhautentzündung, die einerseits durch Virusverursachung, andererseits aber auch als Folge einer tuberkulösen Infektion auftreten kann. Gegen eine Virusmeningitis ist eine kausal wirksame Therapie bisher nicht möglich. Die Prognose ist günstig. Die Mehrzahl der Fälle heilt unter symptomatischer Behandlung ohne Residuen ab. Eine tuberkulöse Meningitis dagegen bedarf einer sofortigen wirksamen tuberkulostatischen Behandlung, da sonst irreparable neurologische Ausfälle drohen. Man wird also in dieser diagnostisch ungeklärten Situation eine Behandlung durchführen, die nicht an der höchsten diagnostischen Wahrscheinlichkeit, sondern der Risikoerwägung bei unterlassener Behandlung orientiert ist. In den diagnostischen Entscheidungsbaum wird dabei unter dem Gesichtspunkt der Therapie und der Gesamtprognose ein Nützlichkeitskriterium eingefügt, das den Endpunkt des Flußdiagramms schließlich bestimmt. Ziel ist der maximale Nutzen bei minimalem Schaden durch die Therapie bzw. unterlassene Behandlung.

Perspektiven elektronischer Datenverarbeitung

Es ist eingangs schon von einigen Anwendungen der elektronischen Datenverarbeitung in der Medizin gesprochen worden. Wenn man die historische Entwicklung verfolgt, läßt sich eine erste Phase erkennen, in der aus anamnestischen Angaben, klinischen Befunden, Labordaten und technischen Zusatzuntersuchungen diagnostisch besonders ergiebige Symptome definiert und zur Grundlage einer Zuordnung der gegebenen Symptomkonstellation beim Patienten zu einem konkreten Krankheitsbild gemacht wurden. Dieses System geht von einer Matrix von Krankheiten und Symptomen aus und beruht auf der Auswertung großer Grundgesamtheiten von Krankheiten, denen die Daten über die statistischen Zusammenhänge zwischen Krankheit und Symptom entnommen sind (Warner 1966, Lusted 1968, Gross 1969). Es hat den Nachteil einer geringen Anpassungsfähigkeit an neu eingeführte diagnostische Parameter und muß, um auch seltene Krankheitsbilder zu erfassen, eine hohe Zahl von Krankheitsmustern speichern. Man schätzt die Zahl der abgrenzbaren Krankheiten und Syndrome auf etwa 30 000. Die Leistungsfähigkeit dieses Verfahrens der Mustererkrankung kann durch Gewichtung von Symptomen und Symptomkonstellationen gesteigert werden.

Die größte Bedeutung hat in der Anwendung der elektronischen Datenverarbeitung in der Medizin ohne Zweifel die Verwendung mathematischer Verfahren unter Zugrundelegung von wahrscheinlichkeitstheoretischen Ansätzen erfahren (Koller 1967, Tautu und Wagner 1978, Wardle und Wardle 1978). Hier ist das Bayes'sche Theorem (Tab. 6) zu nennen, das, ausgehend von der a-priori-Wahrscheinlichkeit der Manifestation einer

Tabelle 6. Bayes'sche Formel

S	= Krankheitssymptom
K_1, K_2, K_n	= n verschiedene Krankheiten
$P(S/K_i)$	= Wahrscheinlichkeit, das Symptom S bei der Krankheit K_i zu beobachten
$P(K_i)$	= „a-priori"-Wahrscheinlichkeit für das Auftreten der Krankheit K_i
$P(K_j/S)$	= „a-posteriori"-Wahrscheinlichkeit für das Vorliegen der Krankheit K_j, wenn das Symptom S beobachtet wurde

$$P(K_j/S) = \sum_{i=1}^{n} \frac{P(K_j) \cdot P(S/K_j)}{P(K_i) \cdot P(S/K_i)}$$

Krankheit in einer Population und der bedingten Wahrscheinlichkeit, mit der ein bestimmtes Symptom als für eine Krankheit charakteristisch festgelegt werden kann, auf rechnerischem Wege zu einer a-posteriori-Wahrscheinlichkeit gelangt, mit der ein gegebenes Symptom einer in Frage kommenden Krankheit entspricht (Gross 1969, Michaelis 1980, Politzer 1984).

Für dieses Bayes'sche Theorem gibt es zahlreiche Anwendungsbeispiele in der neueren Literatur. Ihre Schwierigkeit liegt darin, daß die a-priori-Wahrscheinlichkeit für eine bestimmte Krankheit keine konstante Größe darstellt. Sie ist vielmehr von äußeren Faktoren und inneren Bedingungen abhängig, so vom Lebensalter und Geschlecht, von Beruf, sozialen Bedingungen, der Zusammensetzung der Population, in der die Krankheitshäufigkeit bestimmt wird, regionalen Bedingungen der Krankheitshäufigkeit usw. Diese Faktoren sind ihrerseits prinzipiell einer computermäßigen Erfassung zugänglich, komplizieren aber das Gesamtsystem außerordentlich. Der gleiche Gesichtspunkt gilt für die Wahrscheinlichkeit, mit der ein bestimmtes Symptom einer Krankheit zugeordnet werden kann. Auch hier sind Intensität der Krankheit, Krankheitsphase, vielfache Konditionierung durch psychische und soziale Faktoren, Lebensalter, Umweltbedingungen als Variationsfaktor bedeutsam. Zwar sind diese Faktoren gleichfalls programmierbar, sie führen aber bei der Vielzahl von Interkorrelationen zu einem ungewöhnlich hohen Aufwand.

Zudem läßt sich ein solcher Ansatz schwer realisieren, wenn mehrere Krankheiten gleichzeitig vorliegen oder wenn sich der Krankheitsverlauf unter dem Einfluß einer therapeutischen Maßnahme ändert. Gleichwohl kann man diesem Verfahren, das in seiner Entwicklung noch keineswegs abgeschlossen ist, eine große Bedeutung für die Analyse diagnostischer und therapeutischer Entscheidungsprozesse zusprechen.

Die Weiterentwicklung des Bayes'schen Theorems hat zu sequentiellen Analysen geführt, die auf jeder Stufe des diagnostischen Entscheidungsprozesses unter Einschluß therapeutischer Überlegungen den nächsten Schritt unter Bedingungen möglichster Optimierung festlegen, wobei Nutzen-Schadensabwägung mit oder ohne weitere Diagnostik, mit oder ohne therapeutische Intervention, d. h. das diagnostische und therapeutische Risikopotential ebenso wie das Nutzenkalkül den Ablauf bestimmen. Alternativen dieser Entscheidungsmethodik sind Programme, bei denen zunächst ausschließlich nicht belastende diagnostische Methoden ausgeschöpft werden und in einer 2. Stufe, wo noch notwendig, eingreifendere Verfahren zur Anwendung kommen. Zum Teil entsprechen diese Sequenzen lange geübten klinisch-diagnostischen Präferenzen (Pauker und Kassirer 1980).

Diese Verfahren leiten über zum sog. Expertensystem, das als Teilgebiet der künstlichen Intelligenz angesehen wird (Webber und Nilsson 1981, Szolowitz 1983, Feigenbaum und Barr 1983). Dabei wird ein Netzwerk von krankheitsbezogenen Daten einschließlich aller Komplikationen von Krankheiten und ihrer Beziehung zu ähnlichen Symptomen anderer Krankheiten auf dem Stand von Expertenwissen gespeichert, das mit den gegebenen Symptomen der noch unbekannten Krankheit verglichen wird. Der Computer entwickelt dabei Hypothesen, Fragen, Befundanforderungen, arbeitet also in einem Dialog mit dem Diagnostiker, der die Daten auf Anforderung ergänzt (Joubert und Mitarb. 1981, Gottinger 1984).

Der Prozeß der Hypothesengenerierung und der stufenweisen Verifizierung oder Falsifizierung führt dann zur Einengung der differentialdiagnostischen Möglichkeiten auf eine Diagnose mit der höchsten Wahrscheinlichkeit. Dieses komplizierte System ist bislang nur für wenige Krankheiten, z. B. Nierenkrankheiten, Pleuraergüsse, Glaukom etabliert und hat daher eher methodisch prinzipielle als praktische Bedeutung. Es existieren aber mehrere Anwendungen eines solchen interaktiven Verfahrens in der Simulierung von klinischen Fällen im Dienst der in der Interaktion möglichen Lernerfahrung von Medizinern in der Aus- und Weiterbildung.

Diese sehr summarische Darstellung läßt erkennen, daß die großen Erwartungen, die in diagnostischer Hinsicht vor einem Vierteljahrhundert an die elektronische Datenverarbeitung geknüpft wurden, für die praktische Umsetzung noch nicht in vollem Umfang erfüllt sind. Man darf aber nicht übersehen, daß viele Teilprobleme einer Lösung zugeführt wurden. Aus jeder Entwicklungsstufe sind Techniken und Verfahrensweisen bedeutsam geblieben, etwa die Mustererkennung in Screening-Verfahren zur Risikoerfassung oder Mustererkennung von EKG-Bildern und die sequentielle Analyse von anamnestischen Daten und klinischen Befunden, die im Dialog durch weitere Daten ergänzt werden, so daß ein größeres Spektrum von Differentialdiagnosen immer mehr eingeengt werden kann, bis eine Diagnose resultiert (Mc Neil und Mitarb. 1975).

Die Ernüchterung beruht z. T. wohl darauf, daß ärztliche Entscheidungen prognostischer oder therapeutischer Art nur in einem wechselnd hohen Anteil durch eine formale Diagnose, eine Zustandsdiagnose aufgrund einer Mustererkennung gefällt werden können, ohne die komplexe Situation des Patienten selbst im Auge zu haben. Anders ausgedrückt besteht eine deutliche Diskrepanz zwischen der auch computermäßig erfaßbaren Krankheit und dem konkreten Patienten in seiner personalen Besonderheit, die sich einer computermäßigen Erfassung noch weitgehend entzieht. Prinzipiell ist natürlich eine Programmierung vorstellbar, die der komplexen Situation eines Patienten in ihrer somatischen, psychischen und psychosozialen Verflechtung gerecht werden kann. Sie würde aber aufgrund der vielfältigen möglichen Interaktionen einen so hohen Aufwand bedeuten, daß für die Praxis daraus zunächst noch relativ wenig an Verbesserung zu erwarten ist.

Monitorfunktion in der Intensivmedizin

Die verbreitetste Anwendung haben Verfahren elektronischer Datenverarbeitung in der Intensivmedizin erfahren. Hier sind Signalerfassung und -bewertung, Datenpräsentation, Trendanalyse und fortlaufende Beobachtung auf Monitorschirmen für die oft notwendigen therapeutischen Akutentscheidungen unerläßlich (Abb. 10). Das eindrucksvollste Beispiel stellt die Erfassung von kardialen Rhythmusstörungen dar, die durch einen Computer automatisch registriert, bewertet und quantifiziert werden können. Die Verwendung von Mikroprozessoren hat dabei die sog. Arrhythmiecomputer universell anwendbar gemacht.

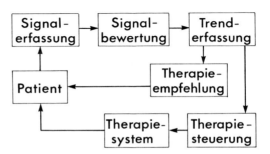

Abb. 10. Schematische Darstellung von rechnergestützter Signalerfassung und Signalbewertung über Trenderfassung bis zu therapeutischen Verfahren

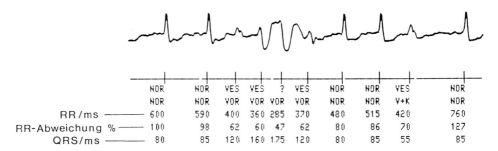

		NOR	NOR	VES	VES	?	VES	NOR	NOR	VES	NOR
		NOR	NOR	VOR	VOR	VOR	VOR	NOR	NOR	V+K	NOR
RR/ms		600	590	400	360	285	370	480	515	420	760
RR-Abweichung %		100	98	62	60	47	62	80	86	70	127
QRS/ms		80	85	120	160	175	120	80	85	55	85

Abb. 11. Beispiel für Computerausdruck einer elektrokardiographisch erfaßten Rhythmusstörung durch verschiedenartige Extrasystolen (Hellige)

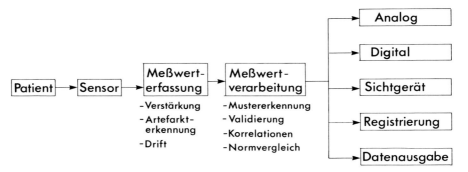

Abb. 12. Übersicht über Meßwerterfassung und Meßwertverarbeitung bis zur Datenpräsentation mit verschiedenen Verfahren

   Die Überlegenheit gegenüber der Arrhythmieerfassung durch einen Beobachter am Monitor ist vielfach belegt. Sie beruht nicht auf der besseren Erfassung der einzelnen Formen von abnormen Erregungsbildern im Elektrokardiogramm, deren Zuordnung zu den speziellen Typen von Rhythmusstörungen der erfahrene Beobachter sehr viel leichter vornehmen kann, sondern auf der Möglichkeit der automatischen quantitativen Erfassung über lange Perioden mit beliebiger Speicherung und Präsentation bei Bedarf (Abb. 11). Freilich erfordert die Signalbewertung mit Hilfe elektronischer Datenverarbeitung komplizierte Analysenschritte, insbesondere der Abgrenzung normaler von abnormen elektrischen Potentialen, die durch Mustervergleich und Besonderheiten der zeitlichen Zuordnung möglich sind (Abb. 12, 13).

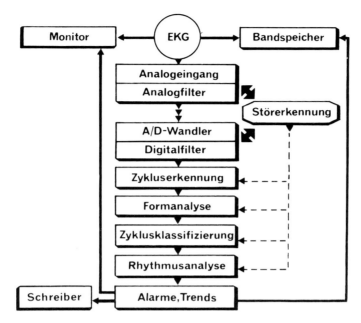

Abb. 13. Schematischer Aufbau eines automatischen Computersystems zur Arrhythmieerfassung (J. Meyer 1981)

Automatische Therapieverfahren

In sehr viel begrenzterem Umfang sind rechnergestützte Therapieverfahren eingeführt. Sie beschränken sich bisher auf wenige klinische Zustandsbilder, z. B. postoperative Phasen nach herzchirurgischen Eingriffen oder die Behandlung von bestimmten Schockformen, bei denen ein relativ einfach konditioniertes Störbild vorliegt. Voraussetzung zu einer solchen elektronisch gesteuerten Therapie sind Verfügbarkeit von ausreichend spezifischen Biosignalen als klinisch verwertbaren Parametern und die Verwendbarkeit weniger daraus abgeleiteter Steuerimpulse in Form von medikamentöser oder apparativer Therapie. Ein sehr eindrucksvolles Beispiel ist die Behandlung von Störungen der normalen Regulation des Atemvolumens durch den Einfluß des CO_2-Drucks auf das Atemzentrum. Bei unzureichender Funktion der zentralen Atemregulation, etwa bei schwerer Schlafmittelintoxikation, kann ein ausreichendes Atemvolumen über eine Respiratorfunktion, also eine künstliche Beatmung unter fortlaufender Registrierung des intraarteriellen CO_2-Drucks so eingestellt werden, daß sich der CO_2-Druck normalisiert. Die Steuerung des Atemvolumens erfolgt dabei aufgrund eines Vergleiches von Istwert des CO_2-Druckes mit einem vorgegebenen Sollwert (Abb. 14). Ähnliche Beispiele lassen sich aus dem kardiologischen Bereich anführen.

Ein wesentlicher Grund für die Begrenzung in diesem Sektor liegt in der Tatsache, daß körperliche Gesundheit zwar als Funktionsfähigkeit vernetzter Regelsysteme begriffen werden kann (v. Weizsäcker 1978), Krankheit aber nicht einfach als quantitativ erfaßbare Abweichung von solchen Regelfunktionen (Abb. 15). Zwar kann vielfach eine Störgröße eines Regelsystems definiert werden. Es ergibt sich aber als Folge dieses Störeingriffs ein krankheitsspezifisches Regelungsniveau, das auch in der therapeutischen Bemühung nicht immer an den Regelfunktionen des Gesunden gemessen werden kann. Ein sehr charakteristisches Beispiel ist das Herzzeitvolumen, dessen Normalisierung beim kardiogenen Schock das therapeutische Problem löst, während die Erreichung eines Normwertes beim septischen Schock immer noch eine ungenügende periphere Perfusion bedeutet, da die krankheitsspezifische Norm des septischen Schocks ein im Vergleich zum Gesunden stark erhöhtes Herzzeitvolumen erfordert.

Hinzu kommt, daß die krankheitsspezifische Regelungsnorm, die in der Therapie Zielgröße sein muß, verständlicherweise keine für alle Krankheitsphasen konstante Norm darstellt. Sie wechselt mit Krankheitsintensität,

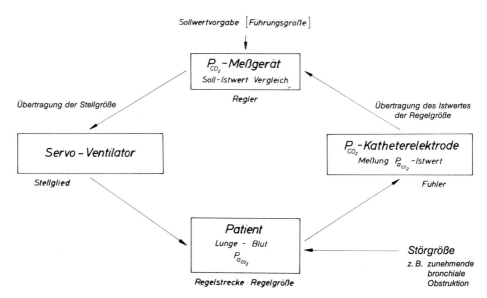

Abb. 14. Schaltbild eines Regelkreises zur Normalisierung abweichender CO_2-Spannungen im Blut bei Störungen des Atemvolumens (V. Schulz 1976)

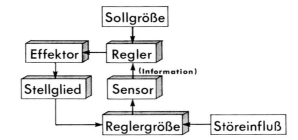

Abb. 15. Schematische Darstellung eines Regelungssystems

ändert sich im Tag-Nachtrhythmus, in der Abhängigkeit von Fieberphasen und therapeutischer Wirkung, so daß die Programmierung der Steuerung ein Ausmaß an Komplexität haben müßte, das zu entwickeln bisher noch außerordentliche Schwierigkeiten bereitet.

Der Anwendung elektronischer Datenverarbeitung verdankt die Medizin einer Präzisierung der diagnostischen Kriterien mit Häufigkeitsangaben, Gewichtung der Symptome und Symptomkonstellationen, Bildung von Indices, Optimierung von diagnostischen und therapeutischen Verfahren und damit eine wesentliche Erweiterung der Grundlagen ärztlicher Entscheidungen. Die Maschine kann schneller rechnen, sie kann Fragen stellen, Hypothesen generieren und auch Entscheidungen vornehmen, wenn sie entsprechend programmiert ist. Unter solchen Bedingungen lassen sich z. B. Differentialdiagnosen systematisch durch Vergleich mit Symptomkonstellationen verifizieren oder falsifizieren (Abb. 16). Die Maschine ist nicht abhängig von Ermüdung, sie vergißt nicht und kann an jedem Punkt des Entscheidungsprozesses wieder zu einer früheren Phase zurückkehren und einen neuen Weg verfolgen. Das menschliche Gehirn ist überlegen in der Assoziationsfä-

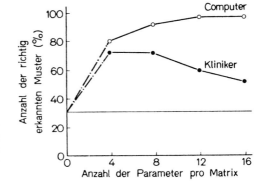

Abb. 16. Vergleich zwischen der Mustererfassung durch Kliniker und ein Computersystem in Abhängigkeit von der Anzahl der zu erfassenden Kenngrößen (De Dombal et al., 1972)

higkeit unter Rückgriff auf das Langzeitgedächtnis, in der Lernfähigkeit, in der Interaktion zwischen Langzeit- und Kurzzeitspeicherung (Hanson 1982).

Man kann also sagen, daß bisher die Komplexität des menschlichen Organismus in der gespeicherten Erfahrung und der überlegenen Assoziationsfähigkeit unseres Hirns, die jederzeit aktualisiert werden können, eine wirksamere Entsprechung findet, vor allem, wenn der Kranke in seiner personalen Gesamtheit gesehen wird, als in der „künstlichen Intelligenz" moderner Computer. In Teilbereichen, insbesondere in der Intensivmedizin, haben aber die rechnergestützte Diagnostik, Prognostik und Therapie den Handlungsspielraum der modernen Medizin stark erweitert. Es hat den Anschein, als ob die Weiterentwicklung von Speicherkapazität, Rechengeschwindigkeit und komplexer Informationsverarbeitung eine neue Entwicklungsphase der Computermedizin einleitet, deren Perspektiven und Auswirkungen noch nicht übersehbar sind.

Literatur

ANSCHÜTZ, F.: Indikation zum ärztlichen Handeln. Springer, Berlin–Heidelberg–New York, 1982.

BENEKEN, J. E. W., S. M. LAVELLE (Hrsg.): Objective Medical Decision Making: Systems Approach in Acute Disease. Springer, Berlin–Heidelberg–New York–Tokyo, 1983.

BLOIS, M. S.: Clinical Judgment and Computers. N. Engl. J. Med. 303, 192 (1980).

BOCK, H. E., M. EGGSTEIN, W. KNODEL, R. ALLNER: Automation im klinisch-chemischen Laboratorium. Schw. Med. Wschr. 97, 35 (1967).

BOCK, H. E.: Ärztliche Ethik am Krankenbett aus internistischer Sicht. In: Gross, R., H. H. Hilger, W. Kaufmann, P. G. Scheurlen: Ärztliche Ethik. Schattauer, Stuttgart–New York, 1978.

BRENNER, G.: Arzt und Recht. Gustav Fischer, Stuttgart–New York, 1983.

BRENNER, G.: Euthanasie und Lebensrecht des Menschen. Med. Welt 28, 690 (1977).

BÜTTNER, H.: Anwendung entscheidungstheoretischer Methoden. In: Lang, H., W. Rick, H. Büttner (Hrsg.): Strategien für den Einsatz klinisch-chemischer Untersuchungen. Springer, Berlin–Heidelberg–New York, 1982.

BÜTTNER, H.: Decision Theory in the Clinical Laboratory: Principles and Applications. Ann. Clin. Biochem. 19, 284 (1982).

BÜTTNER, H.: Grundlagen der Anwendung der Informationstheorie auf qualitative klinisch-chemische Untersuchungen. J. Clin. Chem. Clin. Biochem. 20, 477 (1982).

DE DOMBAL, F. T., J. C. HORROCKS, J. R. STANILAND, P. J. GUILLOU: Pattern-Recognition: A Comparison of the Performance of Clinicians and Non-Clinicians – with a Note on the Performance of a Computer-Based System. Meth. Inform. Med. 11, 32 (1972).

DEUTSCH, E., H. KLEINSORGE, F. SCHELER (Hrsg.): Verbindlichkeit der medizinisch-diagnostischen und therapeutischen Aussage. Gustav Fischer, Stuttgart–New York, 1983.

EFFERT, S., W. MERX, J. MEYER: Therapeutische Möglichkeiten in der Intensivmedizin. Verh. Dtsch. Ges. Kreislauffschg. 44, 119 (1978).

ENDRESEN, J., D. W. HILL: The Present State of Trend Detection and Prediction in Patient Monitoring. Intens. Care Med. 3, 15 (1977).

EPPLE, E., H. JUNGER, W. BLEICHER, R. SCHORER, J. APITZ, U. FAUST (Hrsg.): Rechnergestützte Intensivpflege. INA Bd. 26. Thieme, Stuttgart–New York, 1981.

EPPLE, E., R. FREY, W. BLEICHER, J. APITZ, R. SCHORER, U. FAUST (Hrsg.): Rechnergestützte Intensivpflege II. INA Bd. 44. Thieme, Stuttgart–New York, 1983.

FARTHMANN, E. H., B. KOCH: Kriterien der Operabilität. In: Heberer, G., L. Schweiberer (Hrsg.): Indikation zur Operation. Springer, Berlin–Heidelberg–New York, 1981.

FEIGENBAUM, E. A., A. BARR (Hrsg.): Handbooks of Artificial Intelligence. Vol. I. Kaufmann Los Altos, Ca., 1981.

FROMMHOLD, W.: Technik in der Medizin – eine ärztliche und menschliche Herausforderung. In: Nova Acta Leopoldina N. F. Nr. 249, Bd. 55, Halle 1983.

GALL, M. W.: Computer verändern die Medizin. Fischer, Frankfurt, 1971.

GALLITZ, T., P. SANDEL, M. HAIDER, R. RAKWITZ, H. JAHRMÄRKER: Ein prognostischer Index beim akuten Myokardinfarkt. Dt. Med. Wschr. 100, 2517 (1975).

GOLDMAN, L., D. L. CALDERA, S. R. NUSSBAUM, F. S. SOUTHWICK, D. KROGSTADT, B. MURRAY, D. S. BURKE, T. A. O'MALLEY, A. H. GORROLL, CH. H. CAPLAN, J. NOLAN, B. CARABELLO, E. E. SLATER: Multifactorial index of cardiac risks in noncardiac surgical procedures, New Engl. J. Med. 297, 845 (1977).

GOTTINGER, H. W.: Computers in Medical Care: A Review. Meth. Inform. Med. 23, 63 (1984).

GRINER, P. F., R. J. MAYEWSKI, A. I. MUSHLIN, P. GREENLAND: Selection and interpretation of diagnostic tests and procedures. Ann. Int. Med. 94, 577 (1981).

GROSS, R.: Medizinische Diagnostik, Grundlagen und Praxis. Heidelberger Taschenbücher, Springer, Berlin–Heidelberg–New York, 1969.

GROSS, R.: Von der Intuition zum Computer. Med. Welt 17, 873 (1965).

GROSS, R.: Über diagnostische und therapeutische Entscheidungen. Klin. Wschr. 53, 293 (1975).

GROSS, R.: Zur klinischen Dimension der Medizin. Hippokrates, Stuttgart, 1976.

GROSS, R., H. H. HILGER, W. KAUFMANN, P. G. SCHEURLEN: Ärztliche Ethik. Schattauer, Stuttgart–New York, 1978.

GROSS, R.: Erfahrung, Intuition, Modelle. In: Neuhaus, G. A. (Hrsg.): Pluralität in der Medizin. Umschau, Frankfurt, 1980.

GROSS, R.: Einige Grundlagen der medizinischen Entscheidungstheorie. In: Lang, H., W. Rick, H. Büttner (Hrsg.): Strategien für den Einsatz klinisch-chemischer Untersuchungen. Springer, Berlin–Heidelberg–New York, 1982.

GROSS, R.: Modelle und Realitäten in der Medizin. Schattauer, Stuttgart–New York, 1983.

GROSS, R.: Allgemeine Methodenkritik in der Medizin. In: Deutsch, E., H. Kleinsorge, F. Scheler (Hrsg.): Verbindlichkeit der medizinisch-diagnostischen und therapeutischen Aussage. G. Fischer, Stuttgart–New York, 1983.

HANSON, D.: Die Geschichte der Mikroelektronik. Heyne, München, 1982.

HARTMANN, F.: Stellenwert klinisch-chemischer Befunde in verschiedenen Zusammenhängen ärztlicher Urteilsbildung. In: Lang, H., W. Rick, H. Büttner (Hrsg.): Validität klinisch-chemischer Befunde. Springer, Berlin–Heidelberg–New York, 1980.

HARTMANN, F.: Der Arzt als Prognostiker. Internist 22, 111 (1981).

HARTMANN, F.: Die Effektivität der klinischen Diagnostik. Teil I Allgemeinarzt 9, 886 (1983), Teil II Allgemeinarzt 10, 1013 (1983).

HARTMANN, F.: Beschreibung und/oder Benennung krankhafter Vorgänge. Teil I Allgemeinarzt 5, 362 (1983), Teil II Allgemeinarzt 5, 498 (1983).

ILLICH, I.: Die Enteignung der Gesundheit. Rowohlt, Hamburg, 1975.

JAHRMÄRKER, H., R. HALBRITTER, M. HAIDER, R. RACKWITZ: Prognostik und prognostische Parameter als Grundlage therapeutischer Entscheidungen in der Intensivmedizin. Internist 22, 131 (1981).

JESDINSKY, H. J.: Diagnose-Modelle in der Medizin. Meth. Inform. Med. 11, 48 (1972).

JONAS, H.: Das Prinzip Verantwortung. Insel, Frankfurt, 1983.

JOUBERT, M., M. FIESCHI, M. ROUX: Knowledge Representation and Utilisation in a Man-Machine Dialogue with a Medical Decision Aid System. Meth. Inform. Med. 21, 59 (1982).

KLEINSORGE, H., C. E. ZÖCKLER (Hrsg.): Fortschritte in der Medizin – Versuchung oder Herausforderung? TM, Hameln, 1984.

KOLLER, S., K. ÜBERLA: Die Verwendung elektronischer Rechenanlagen in der Medizin. Teil I, Fortschr. Med. 84, 209 (1966), Teil II, Fortschr. Med. 84, 279 (1966).

KOLLER, S.: Mathematisch-statistische Grundlagen der Diagnostik. Klin. Wschr. 45, 1065 (1967).

KONIETZKO, N., J. BROVOLD, M. MAASSEN: Kritik gängiger Operabilitätskriterien in der Lungenchirurgie, Atemwegs Lungenkr. 10, 126 (1984).

KOSLOWSKI, P., P. KREUZER, R. LÖW (Hrsg.): Die Verführung durch das Machbare. Hirzel, Stuttgart, 1983.

KREMER, K., B. KREMER: Operabilität und Indikationsstellung. In: Schreiber, H. W., G. Carstensen (Hrsg.): Chirurgie im Wandel der Zeit 1945–1983. Springer, Berlin–Heidelberg–New York, 1983.

LANG, H., W. RICK, H. BÜTTNER (Hrsg.): Validität klinisch-chemischer Befunde. Springer, Berlin–Heidelberg–New York, 1980.

LANG, H., W. RICK, H. BÜTTNER (Hrsg.): Strategien für den Einsatz klinisch-chemischer Untersuchungen. Springer, Berlin–Heidelberg–New York, 1982.

LANGE, H. J., J. MICHAELIS, K. ÜBERLA (Hrsg.): 15 Jahre Medizinische Statistik und Dokumentation. Med. Inform. u. Statistik Bd. 9. Springer, Berlin–Heidelberg–New York, 1978.

LEDLEY, R. S.: Syntax-directed concept-analysis in the reasoning foundations of medical diagnosis. Comput. Biol. Med. 3, 89 (1973).

LUSTED, L. B.: Introduction to medical decision making. Springfield: Thomas 1968.

MC NEIL, B. J., E. KEELER, S. J. ADELSTEIN: Primer on certain elements of medical decision making. N. Engl. J. Med. 293, 211 (1975).

MEYER, J.: Automatische Arrhythmie-Analyse. Verh. Dt. Ges. Kreislaufforsch. 47, 34 (1981).

MICHAELIS, J.: Medizinische Statistik und Informationsverarbeitung. Thieme, Stuttgart–New York, 1980.

NEUHAUS, G. A. (Hrsg.): Pluralität in der Medizin. Umschau, Frankfurt a. M., 1980.

PAUKER, S. G., J. P. KASSIRER: The Threshold Approach to Clinical Decision making. N. Engl. J. Med. 302, 1109 (1980).

PIPBERGER, H. V.: Computer Analysis of the Electrocardiogramm. Comput. Biomedical Res. Vol. I, 377 (1965). Academic Press, New York.

POLITSER, P. E.: Explanations of Statistical Concepts: Can they Penetrate the Haze of Bayes? Meth. Inform. Med. 23, 99 (1984).

REICHERTZ, P. L.: Future Developments of Data Processing in Health Care. Meth. Inform. Med. 21, 55 (1982).

RENN, W., M. EGGSTEIN: Mathematische Modelle biologischer Systeme als Hilfsmittel zur Auswertung und Dokumentation von Funktionstests. Krankenhausarzt 57, 95 (1984).

RÖSSLER, D.: Der Arzt zwischen Technik und Humanität. Piper, München, 1977.

SADEGH-ZADEH, K.: Subjektive Wahrscheinlichkeit und Diagnose. Meth. Inform. Med. 13, 97 (1974).

SADEGH-ZADEH, K.: Zur Logik und Methodologie der ärztlichen Urteilsbildung. Meth. Inform. Med. 11, 203 (1972).

SCHAEFER, H.: Intuition und Wissenschaft in der Medizin. D. Dt. Apoth. 28, Heft 10 (1976).

SCHAEFER, H.: Medizinische Ethik. Dr. E. Fischer, Heidelberg, 1983.

SCHAEFER, H.: Notfallmedizin – eine humane Wissenschaft. Intensivmedizin 21, 1 (1984).

SCHIPPERGES, H.: Der Arzt von morgen. Severin und Siedler, Berlin 1981.

SCHÖLMERICH, P., H. P. SCHUSTER, H. SCHÖNBORN, C. J. SCHUSTER, S. KAPP, R. BORK, J. GILFRICH: Trenderfassung in der Intensivmedizin. In: Lange, H. J., J. Michaelis, K. Überla: 15 Jahre Medizinische Statistik und Dokumentation. Med. Inform. u. Statistik, Bd. 9. Springer, Berlin–Heidelberg–New York, 1978.

SCHÖLMERICH, P.: Probleme der Intensivmedizin. In: Martini, G. A. (Hrsg.): Medizin und Gesellschaft. Wiss. Verlagsgesellschaft, Stuttgart, 1982.

SCHÖLMERICH, P.: Verbindlichkeit des anerkannten medizinischen Fortschritts aus der Sicht der Klinik. In: Deutsch, E., H. Kleinsorge, F. Scheler (Hrsg.): Verbindlichkeit der medizinisch-diagnostischen und therapeutischen Aussage. G. Fischer, Stuttgart–New York, 1983.

SCHÖLMERICH, P.: Aufwand und Nutzen technischer Verfahren in der Medizin. Nova Acta Leopoldina, N. F., Nr. 249, Bd. 55, Halle, 1983.

SCHÖLMERICH, P.: Prognostische Indices als Entscheidungshilfen in der inneren Medizin. Leopoldina (R. 3) 27, 1981 (1983): 150–151.

SCHÖLMERICH, P.: Die Belastbarkeit chirurgischer Patienten aus internistischer Sicht. Langenbecks Arch. Chir. 364, 25 (1984).

SCHÖLMERICH, P.: Probleme der Gesundheitsökonomie. Therapiewoche 34, 27 (1984).

SCHULZ, V.: Die Schocklunge – Untersuchungen zum pulmonalen Gaswechsel und abgeleitete therapeutische Folgerungen. Habilitationschrift der Med. Fachbereiche der Johannes-Gutenberg-Universität Mainz 1976.

SCHUSTER, H. P., H. SCHÖNBORN, R. BORK, J. C. SCHUSTER: Prognostische Indices – eine neue Behandlungsgrundlage in der Intensivmedizin. Med. Welt 27, 1268 (1976).

SHEPPARD, L. C.: Automatic Surveillance and Treatment of Critically Ill Patients. Med. Progr. Technol. 9, 75 (1982).

SHUBIN, H., M. H. WEIL, L. PORTIGAL, P. CHANG: Prognostic Indices as a Basis for Assessing Severity of Shock. In: Weil, M. H.: Critical Care Medicine Manual. Springer, New York–Heidelberg–Berlin, 1978.

STACHOWIAK, H.: Medizin als Handlungswissenschaft. In: Gross, R.: Modelle und Realitäten in der Medizin. Schattauer, 1983.

SZOLOWITS, P. (Hrsg.): Artificial Intelligence in Medicine. Boulder, Co: Westview Press Inc., 1982.

TAUTU, P., G. WAGNER: The Process of Medical Diagnosis: Routes of Mathematical Investigations. Meth. Inform. Med. 17, Nr. 1, 1978.

VON TROSCHKE, J., H. SCHMIDT (Hrsg.): Ärztliche Entscheidungskonflikte. Enke, Stuttgart, 1983.

WAGNER, G.: Computer – Hilfsmittel der modernen Medizin. IBM-Nachrichten 16, 304 (1966).

WARDLE, A., L. WARDLE: Computer Aided Diagnosis – A Review of Research. Meth. Inform. Med. 17, 1, 1978.

WARNER, H. R.: The Role of Computers in Medical Research. JAMA 196, 126 (1966).

WEBBER, B., N. Y. NILSSON (Hrsg.): Readings in Artificial Intelligence. Tioga Publ. Co., Palo Alto, Ca., 1981.

WEIZSÄCKER, C. F. V.: Die Einheit der Natur. DTV, München, 1974.